ACTION DIURÉTIQUE

DU

MASSAGE ABDOMINAL

DANS LES AFFECTIONS DU CŒUR

PAR LE

Dr F. CAUTRU

Ancien Interne des Hôpitaux de Paris

COMMUNICATION FAITE A L'ACADÉMIE DE MÉDECINE
le 10 mai 1898

PARIS

IMPRIMERIE CHARLES SCHLAEBER
257, rue Saint-Honoré, 257

1898

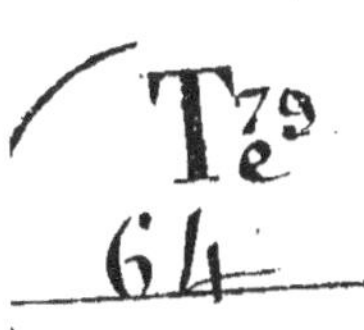

ACTION DIURÉTIQUE

DU

MASSAGE ABDOMINAL

DANS LES AFFECTIONS DU CŒUR

PAR LE

Dr F. CAUTRU

Ancien Interne des Hôpitaux de Paris

COMMUNICATION FAITE A L'ACADÉMIE DE MÉDECINE
le 10 mai 1898

PARIS

IMPRIMERIE CHARLES SCHLAEBER

257, rue Saint-Honoré, 257

—

1898

ACTION DIURETIQUE

DU

MASSAGE ABDOMINAL

DANS LES AFFECTIONS DU CŒUR

Dans ma thèse de doctorat passée en janvier 1894, je pressentais le rôle important que devait jouer le massage abdominal sur la circulation générale et j'émettais l'opinion que dans certaines affections cardiaques « le massage « abdominal combiné avec un massage général, en réta- « blissant heureusement la circulation, soulagerait le myo- « carde altéré qui avec moins d'efforts ferait plus de be- « sogne ; les agents physiques seconderaient alors ou rem- « placeraient certains médicaments cardiaques, comme la « digitale qui, lorsqu'elle n'est plus indiquée, force le cœur « à lutter contre un obstacle qu'il ne peut vaincre. » (1).

Depuis cette époque, j'ai cherché à préciser quel pouvait être exactement le rôle du massage sur la circulation, et, au Congrès de Moscou 1897, dans une communication sur : *L'action physiologique du massage abdominal*, je concluais ainsi de mes expériences : « Après un massage abdominal « de 10 à 15 minutes, la pression artérielle baisse de 2 à « 3 degrés mesurés au sphygmomanomètre ; le pouls di- « minue de 8 à 10 pulsations. Le massage général donne « des résultats opposés faisant monter la pression et aug- « menter le nombre des pulsations — de sorte qu'à l'aide « de ces deux genres de massage, on peut régulariser à la

---

(1) Cautru : Thèse Paris, 1894, p. 64 : *Traitement des dys- pepsies par les agents physiques*.

« longue la pression artérielle qui se maintient normale
« après la guérison. »

M. Huchard a bien voulu prendre l'initiative de ces re-
cherches et m'accueillir dans son service de l'hôpital Necker
où j'ai pu continuer mes travaux sous sa direction. D'ailleurs, M. Huchard s'est depuis longtemps préoccupé du rôle
des agents physiques dans les affections cardiaques, et ce
travail que j'ai exécuté, il l'avait conçu depuis longtemps,
lorsqu'il disait déjà en 1889 : « Dans les affections cardio-
« vasculaires, la thérapeutique doit viser un triple but :
« l'augmentation de la force contractile du cœur, la dimi-
« nution des résistances périphériquess, la réduction de la
« masse sanguine » ; nous allons voir en effet que la régularisation du rythme cardiaque et de la pression artérielle,
l'augmentation de la diurèse, obtenus par le massage et la
gymnastique suédoise, remplissent ces conditions. Aidé
dans le travail que j'ai entrepris par MM. Piatot, interne,
Krikortz, gymnaste suédois et Frumusanu, externe, du service, j'ai pu faire un certain nombre d'expériences et recueil-
lir d'intéressantes observations qui, toutes prises à l'hôpital
Necker, dans le service de M. Huchard, paraîtront *in extenso*,
dans la thèse de M. Piatot sur le *Traitement des maladies du
cœur par les agents physiques*. Je vais me contenter de les
citer, en tirant de celles-ci les conclusions qu'elles com-
portent.

Dans une communication de ce genre et ne voulant pas
abuser de la bienveillante attention de l'Académie, je ne
puis non plus traiter tout au long la question si vaste du
rôle du massage et de la gymnastique dans les affections
cardio-vasculaires. Obligé de me limiter, j'insiste spéciale-
ment sur un point qui n'a pas été suffisamment élucidé
jusqu'alors et qui résume cependant en grande partie l'action de ces puissants agents sur la circulation : je veux
parler de la *diurèse*, que je vais étudier dans *ses causes, ses
effets et les conditions de sa production*.

I. Causes de la diurèse. — Il ne m'est permis de faire que des hypothèses. Cependant je crois pouvoir expliquer suffisamment l'action diurétique du massage, et du massage abdominal en particulier, par son action physiologique.

J'ai dit plus haut, en effet, que le massage *régularise la pression sanguine ;* il amène donc *la décongestion veineuse* de tous les organes du ventre et par conséquent du rein, dans lequel la circulation sera plus facile et mécaniquement augmentée. On sait, en effet, combien cette circulation veineuse est entravée dans les affections cardio-vasculaires et il faut y penser dans leur traitement, car « ce « qu'il y a de plus intéressant chez les cardiaques, dit « M. Huchard, ce n'est pas ce que l'on voit, mais ce que « l'on ne voit pas, et, ce qu'on ne voit pas, c'est la conges-« tion des veines mésaraïques. »

Cette régularisation de la pression n'est elle-même que la conséquence d'un fait bien démontré par des expériences antérieures et sur lesquelles ont insisté MM. Colombo et Romano, expériences faites sur l'homme et les animaux et qui prouvent que : *pendant un massage abdominal profond, il y a dilalation des vaisseaux profonds viscéraux,* avec *diminution de la pression périphérique ;* le contraire se passe, je l'ai dit ailleurs, après un massage général excitant et certains mouvements de gymnastique suédoise. Le gymnaste peut donc diriger à son gré la pression sanguine et rendre leur élasticité aux vaisseaux. Cette élasticité rendue aux veines mésaraïques et l'action du massage sur leur contenu facilite le cheminement du sang, d'une valvule à l'autre, et par conséquent son passage dans les gros troncs qui doivent le ramener au cœur. Ce retour vers le cœur sera en outre facilité par les mouvements respiratoires que l'on adjoint au massage et qui font comme un appel du sang veineux, de la grande circulation dans la petite.

Le massage abdominal amène en outre une *excitation des centres nerveux abdominaux et par conséquent du plexus rénal.* Il en résulte des phénomènes de dilatation et de constriction des vaisseaux du rein qui facilitent la filtration de l'urine.

Une des causes les plus importantes de la diurèse, à mon avis, est la *modification rapide qui se produit dans la composition chimique du sang* à la suite du massage.

Cette modification est bien démontrée par ce fait que les urines, même avant d'augmenter comme quantité, s'améliorent comme qualité en se rapprochant de la normale. J'en ai recueilli un grand nombre d'exemples et j'attribue à ce fait une *régularisation des phénomènes d'osmose* au *niveau du glomérule*. Tous les échanges se font d'ailleurs mieux dans l'économie et la composition des différents liquides, salive, suc gastrique, suc intestinal, etc., s'améliorant toujours, l'urine ne peut faire exception. Je pense encore que le *massage du rein lui-même*, fait, il est vrai, le plus souvent indirectement par l'intermédiaire de l'intestin, du foie, des côtes, etc,, quelquefois directement quand il est ptosé, agit encore pour régulariser ses fonctions. Il subit la grande loi générale de l'augmentation de la puissance fonctionnelle d'un organe par l'excitation de cet organe.

Enfin, il se produit *un reflexe cutané local* lorsqu'on fait un massage excitant au niveau de la région rénale et un *reflexe central* par le massage excitant de la peau de l'abdomen, reflexe qui amène au niveau du rein des phénomènes de vaso-constriction et de vaso-dilatation aboutissant à la diurèse, phénomènes analogues à ceux que produit l'action excitante, du froid, par exemple, sur la surface cutanée.

II. — Effets de la diurèse. — Ils sont les mêmes que ceux produits par tout diurétique; c'est la décongestion veineuse sous toutes ses formes; l'aspect cyanosé du malade disparaît, les veines quelquefois si volumineuses du cou, des parois de l'abdomen, de la marge de l'anus diminuent peu à peu; les œdèmes s'en vont et le foie reprend son volume normal. La dyspnée spontanée et la dyspnée d'effort font place à une respiration plus libre, et à l'auscultation des poumons on ne perçoit plus les râles de congestion si fréquents chez les cardiaques. Les digestions sont meilleures et les selles plus normales par suite de la décongestion des muqueuses gastrique et intestinale; la circulation cérébrale se faisant mieux, l'esprit est plus lucide et les insomnies disparaissent peu à peu.

Dans une de nos observations (salle Chauffard, n° 4), le malade atteint de *cardio-sclérose avec dyspnée toxi-alimentaire*, entre à l'hôpital le 15 mars 1898, avec des crises d'essoufflements qui rappellent celle de l'œdème aigu du poumon. Il passe ses nuits dans un fauteuil, où il dort très peu d'ailleurs. Il a de la bronchite des deux bases et son foie déborde les fausses côtes de trois travers de doigts. La pression artérielle est de 19 et le pouls bat 96. — Après trois massages, le malade éprouve un grand soulagement; ses urines sont montées, de 500 grammes à 2.500, et à 3.000 après le 5° massage; la pression est à 16. — Le 10 avril, le malade sort relativement bien portant; le foie est normal, la dyspnée a disparu, les urines se sont maintenues entre 2.500 et 3.000 depuis le début du traitement; il peut dormir dans son lit.

Chez un autre malade (salle Chauffard, n° 7), artérioscléreux avec bruit de galop, cœur gros, ayant une pression artérielle de 30 et une dyspnée des plus intenses, tout se régularisa après trois massages : le pouls, de 100, tombe à 92, la pression à 19 et les urines montent de 1.500 à 2.500 grammes en même temps que disparaît la dyspnée.

On le voit, les effets de la diurèse se font rapidement sentir. J'ai dit plus haut qu'il y avait amélioration de la *composition des urines*, comme signature de l'amélioration de l'état général. L'observation suivante, entre autres, le prouve suffisamment. Il s'agit d'une malade atteinte de *cardio-sclérose* (salle Delpech, n° 30) et entrée à l'hôpital Necker le 25 janvier 1898, en pleine asystolie : cyanose de la face, dyspnée, foie gros et douloureux ; œdème des jambes et des poumons ; urines 250 grammes. Après quelques jours de repos on commence le traitement par le massage. Le 15, les urines montent à 750 grammes ; le 16, à 1.300 ; le 19, à 1.750 ; le 23, à 2.200.

Les urines analysées le 14 et le 26 donnent les résultats suivants :

	14 janvier		26 janvier	
Volume	350		2.000	
Réaction	peu acide		acide	
Densité	1.030		1.009	
Extrait sec	66 par litre	33.10 par 24 h.	17 par litre	34 en 24 h.
Cendres	22 —	11.03 —	5 —	10 —
Mat. organiques	44 —	22.06 —	12 —	24 —
Urée	39 —	13.65 —	8.96 —	17.92 —
Acide urique	0.23 —	0.085 —	0.18 —	0.36 —
Chlorures	1.80 —	0.63 —	2.40 —	4.80 —
Acide phosphorique	4.97 —	1.73 —	2.02 —	4.04 —
Albumine	néant		néant	
Sucre	—		—	
Pigments biliaires.	—		—	
Indican	faibles proportions			

Ces effets de la diurèse produits par le massage paraissent durer plus longtemps que ceux produits par l'usage des médicaments diurétiques, à cause des modifications profondes de l'organisme, les agents physiques agissant non seulement sur le cœur central, mais aussi sur le cœur périphérique dont l'influence a été trop méconnue jusqu'à ce jour

III. — Conditions dans lesquelles se produit la diurèse. — D'une façon générale, la diurèse se produit toujours chez les malades dont le volume des urines était au-dessous de la normale, principalement quand il y a des œdèmes sous-cutanés ou viscéraux, dans d'autres cas sans qu'il soit possible de déceler la moindre trace d'œdème.

Elle apparaît quelquefois très rapidement, témoin ce cas d'un coronarien (salle Chauffard, n° 23) qui, entré le 13 avril à l'hôpital en pleines crises d'angine de poitrine remontant à un an, voit ses urines le soir même du premier massage augmenter considérablement et monter de 1 litre à 3 litres dans les 24 heures en même temps que la pression artérielle tombait de 23 à 21 pour descendre à 16 le jour de la sortie du malade (27 avril 1898). En même temps les crises avaient cessé subitement pour ne plus reparaître.

Le plus souvent le taux des urines s'élève progressivement pour atteindre son maximnm du 5ᵉ au 6ᵉ jour, former un plateau et retomber après un temps variable à leur voume normal. Il peut se faire une série de poussées et je pense qu'il est bon pour les obtenir de procéder également par séries de massage laissant quelques jours de repos cntre chacune d'elles. On cesse pour quelque temps dès que l'état général est bon et que la circulation est régularisée, autant qu'elle peut l'être naturellement étant donnée la lésion en présence de laquelle on se trouve.

Le massage et la gymnastique suédoise agissent donc comme les médicaments cardiaques auxquels d'ailleurs ils peuvent venir en aide, car si le massage agit seul, il seconde aussi l'action des diurétiques dont il favorise l'élimination et par conséquent les effets. Une de nos malades (salle Delpech, n° 9), chez laquelle les urines étaient tombées à 250 grammes malgré l'usage de la théobromine, voit ses urines monter à 1,250 en sept jours et atteindre 3 500 le huitième jour par la combinaison des deux agents thérapeutiques.

Dans certains cas, on peut alterner les effets du massage et des médicaments. Nous avons pu produire chez une malade (salle Delpech, n° 4), des poussées successives de

3,000 à 4,000 grammes d'urine tombées à 300 grammes, en employant le massage et la digitaline tour à tour.

RÉSUMÉ ET CONCLUSIONS.

1° Le massage abdominal a une action *diurétique* indéniable, qu'il soit employé seul ou associé au massage général et à la gymnastique suédoise. Dans certains cas, cependant, l'ensemble de ces différents agents donne des résultats plus prompts, plus durables et plus complets.

2° Chez les cardiaques, la diurèse se produit rapidement, surtout chez les malades porteurs d'œdèmes sous-cutanés on viscéraux ; quelquefois dès le premier jour, ordinairement vers le troisième jour de massage. J'ai vu les urines monter de 250 grammes à 3,000 et 3,500 grammes après trois masssages.

3° L'état général s'améliore en même temps que la circulation se régularise.

La composition des urines se rapproche de la normale.

4° Le massage et la gymnastique suédoise peuvent, par des manœuvres variées, produire à volonté une augmentation ou une diminution de pression au niveau du cœur et des vaisseaux. Ils peuvent donc, dans une certaine mesure, rendre à ceux-ci l'élasticité qui leur fait défaut dans les affections cardio-vasculaires chroniques et doivent être considérés comme le *meilleur remède préventif* de l'*artériosclérose* chez les arthritiques prédisposés.

5° Le massage n'exclut pas les autres médications cardiaques employées jusqu'alors. Il les aidera, alternera avec elles ou les remplacera lorsqu'elles n'agiront plus. C'est un moyen à ajouter aux autres.

Cependant il semble qu'on doive lui donner la préférence, à cause de son innocuité, lorsqu'il est employé d'une façon méthodique, et par ce fait surtout que c'est un *moyen naturel* un véritable agent de *thérapeutique physiologique*.

www.ingramcontent.com/pod-product-compliance
Lightning Source LLC
LaVergne TN
LVHW010225060726
842527LV00007B/2619